In die Weite atmen

Übungen für das Metall-Element

von Sakina K. Sievers und Nirgun W. Loh

Illustrationen von Bernhard Oberdieck

ShenDo Verlag

Wichtiger Hinweis

Die in diesem Büchlein vorgestellten Übungen sollten nicht angewendet werden bei allen akuten, ungeklärten Beschwerden.

Bei schwerwiegenden Erkrankungen, Bandscheibenvorfällen und ungeklärten Schmerzzuständen sollte auf jeden Fall ein Arzt oder Heilpraktiker zu Rate gezogen werden.

8. Auflage 2024
© **ShenDo Verlag**
Wolfgang Loh
Dorfstraße 24 A
23948 Stellshagen

Internet: www.shendo-verlag.de

Illustrationen: Bernhard Oberdieck
Layout: Carola Klinke
Foto Innenseite: © Matthew Bowden – Fotolia.com
Lektorat: Dhirendra M. Thomae
Printed in Germany
ISBN 978-3-943986-18-1

In die Weite atmen ... und loslassen

... sind die besonderen Qualitäten des Metall-Elements der taoistisch-chinesischen Medizin. Um dich darauf einzustimmen, stelle dir vor, an einem kühlen Herbsttag in den Bergen zu wandern. Über dir breitet sich der wolkenlose blaue Himmel aus und eine sanfte Brise berührt deine Haut. In der Ferne siehst du einen Adler seine Kreise durch die Lüfte ziehen. Spüre die Klarheit und innere Weite, die sich in deinem Inneren widerspiegelt.

Dem Metall-Element sind die Organe Lunge und Dickdarm zugeordnet. Zu jedem Organ gehört eine Energiebahn – Meridian genannt –, der die Lebensenergie Qi transportiert. Die Meridiane von Lunge und Dickdarm verlaufen über die Arme und in die Brust beziehungsweise über die Schultern weiter zum Kopf. Übungen für das Metall-Element beziehen daher diese Bereiche sowie den oberen Rücken mit ein.

Ein ganz besonderer Fokus ist dabei auf die Atmung gerichtet. Alle Übungen, die die Atmung bewusst machen oder vertiefen, wirken sich positiv auf die Metall-Energie aus und stärken die Funktionen der Lunge und des Dickdarms.

Atemübungen sind für die Erhaltung der Gesundheit von unschätzbarem Wert. Sie machen frisch und lebendig und vertreiben Müdigkeit. Der Kreislauf wird angeregt, die Verdauungsorgane werden von innen massiert, die Selbstheilungskräfte aktiviert und Erkältungskrankheiten wird dadurch vorgebeugt. Atemübungen heitern auf, fördern eine zuversichtliche Einstellung zum Leben und sind hilfreich bei einer depressiven Stimmungslage.

Nimm für einen Moment deine Atmung wahr: Fließt er ruhig und gleichmäßig? Fällt dir das Ein- und Ausatmen leicht? Heben sich deine Brust und dein Bauch? Oder stockt dein Atem, sodass du nicht frei durchatmen kannst? Hältst du den Atem an? Vielleicht stecken Traurigkeit, Melancholie oder ein anderes Gefühl dahinter? Nimm einfach nur wahr, verändere nichts.

Die vorgestellten Übungen sind für jeden geeignet, ob alt oder jung, fit oder untrainiert, und sehr wirksam bei regelmäßigem Praktizieren. Wenn du dir jeden Tag 10 oder 20 Minuten oder auch länger dafür Zeit nimmst, wird sich deine Lebensqualität fühlbar verbessern. Besonders hilfreich ist es, sie immer zur gleichen Tageszeit zu praktizieren. Beginne mit den Sequenzen, die dich am meisten ansprechen. Falls du aus gesundheitlichen Gründen Zweifel hast, ob eine Übung gut für dich ist, frage deinen Arzt oder Heilpraktiker um Rat.

Wir wünschen dir viel Freude beim Üben!

Sakina und Nirgun

Für die Übungen im Stehen

Stelle dich aufrecht hin, die Füße parallel und etwa hüftweit auseinander, die Knie leicht gebeugt. So bist du gut geerdet. Stelle dir am Scheitelpunkt des Kopfes einen »Himmelsfaden« vor, der deine Wirbelsäule aufrichtet und dich gerade sein lässt. Lasse deine Schultern nach unten sinken und öffne leicht den Mund, sodass der Kiefer entspannen kann.

Der Blick ist weich nach vorne auf den Horizont gerichtet. Während der Dauer der Übung achte immer wieder auf deine Position. Atme ein durch die Nase und aus durch den leicht geöffneten Mund. Atmung und Bewegung fließen harmonisch zusammen. Lasse den Atem tief in deinen Bauch (Hara) sinken.

Achte darauf, einen gleichmäßigen Atemrhythmus einzuhalten, da die rhythmische Bewegung von Ein- und Ausatmung die Metall-Energie zusätzlich unterstützt.

Du brauchst für die Übungen keine Kraft aufwenden. Gehe behutsam in die Dehnungen hinein und löse dich ebenso sanft wieder aus ihnen. Wenn du dich überanstrengst, machst du etwas falsch.

Das Metall-Element wird ganz besonders gestärkt, wenn du die Übungen an der frischen Luft machst.

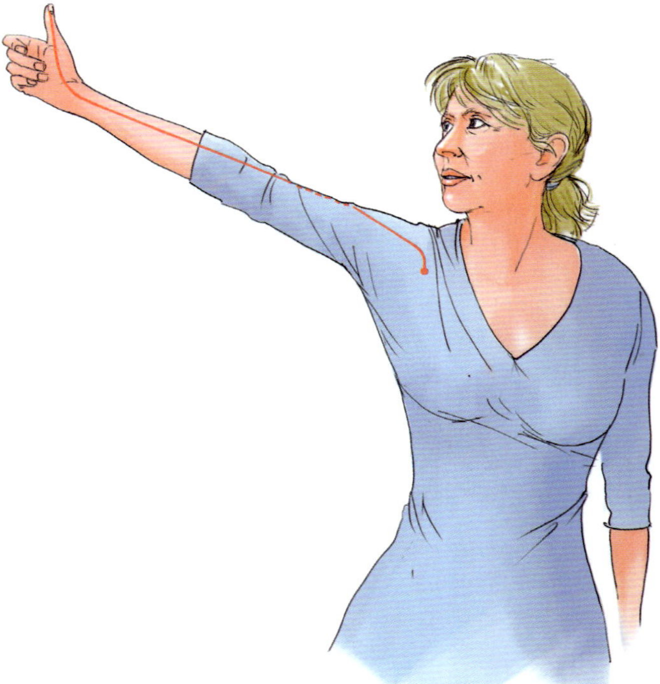

Die Lunge und der Lungenmeridian

Die Lunge ist eine unserer Energiequellen: Ein voller tiefer Atem versorgt den ganzen Organismus mit der Lebensenergie Qi. Im Verständnis der Chinesischen Medizin bildet die Lunge auch die Abwehrenergie und verteilt sie zwischen Haut und Muskeln, wo sie als Schutzschild vor schädlichen Einflüssen zirkuliert. Die Lunge nährt und befeuchtet die Haut mit einem feinen Feuchtigkeitsfilm, öffnet die Poren zum Schwitzen und schließt sie schützend vor dem Eindringen von Wind, Kälte und Feuchtigkeit.

Die Lunge sichert über die Atmung – und über die Haut – die Verbindung zwischen Körper und Außenwelt und gibt so ein Gefühl der Verbundenheit mit der Umwelt. Sie gibt uns die Fähigkeit, Abschied zu nehmen und loszulassen und schenkt uns eine zuversichtliche Einstellung zum Leben.

Zur Öffnung des Lungenmeridians strecke einen Arm mit ausgestrecktem Daumen schräg nach oben aus. Während du diese Haltung einnimmst, stelle dir den Verlauf des Meridians als ein strahlend-weißes Energieband vor, beginnend etwa einen Daumenbreit unter dem äußeren Ende des Schlüsselbeins, weiter über die Schulter und entlang der daumenseitigen Innenfläche des Arms über die Ellenbeuge und die Pulstaststelle bis zum Daumen. Wiederhole diese Körperhaltung anschließend auf der anderen Seite.

Der Atem - Die »Himmlische Energie«

Der Atem schenkt uns Vitalität, Lebendigkeit und auch seelisches Wohlbefinden. Atmung ist ein Schlüssel zur Gesundheit und für ein kraftvolles Immunsystem. Alle Zellen werden durch die Atmung angeregt und entgiftet. Mit jedem Atemzug weht eine feine Brise, ein Hauch von Lebensenergie durch die feinstofflichen Energiebahnen.

Der Körper braucht ein Gleichgewicht von Aufnehmen und Ausscheiden. Jedes Einatmen schenkt uns Kraft, jedes Ausatmen Entspannung.

Der Atem ist ein Spiegel unseres Lebens, unserer Gefühle und Gedanken. Emotionen lassen den Atem stockend, unregelmäßig oder schnell werden. Mit einer flachen, oberflächlichen Atmung arbeiten die Organe nur auf Sparflamme. Wir verweigern uns selbst die direkt vor unserer Nase liegende »Luft zum Leben«. Es ist, als würde der Atem in uns stehen bleiben, so wie abgestandene Luft in einem schlecht belüfteten Raum. Sauerstoffmangel durch zu wenig frische Luft und Bewegung lässt die Zellen leichter erkranken und altern. Hingegen regenerieren sie leichter, wenn sie genügend Sauerstoff bekommen.

Luftholen geschieht meist automatisch und unbewusst. Durch bewusstes Atmen können wir eine Brücke zwischen unserem Körper und Geist herstellen. Dann schöpfen wir aus dem vollen Potenzial der Gegenwart, denn Atmen geschieht nur im gegenwärtigen Moment.

Die gesündeste Art zu atmen ist gleichmäßig, ruhig, tief und entspannt durch die Nase. Sie bezieht Brustkorb und Bauch mit ein. Wenn sich der Bauch beim Einatmen füllt und nach vorne wölbt, können sich die Lungen voll ausdehnen. Die Bauchatmung massiert die Verdauungsorgane und versorgt sie mit Energie. Der Darm wird angeregt, die Darmbewegung verbessert sich, was einer Neigung zu Verstopfung vorbeugt.

Schenke dir immer wieder einen bewussten tiefen Atemzug: bei der Arbeit am Computer, beim Kochen, Putzen oder bei anderen gewohnten Tätigkeiten. Mit jedem bewussten tiefen Atemzug kannst du dich spüren und Ruhe und Frieden finden.

Um deine Atmung zu vertiefen, probiere Folgendes aus: Atme so tief wie möglich aus und ziehe zum Schluss des Ausatmens den Bauch ein, um alle Luft herauszupressen.

Indem du den Bauch wieder loslässt und ihn sich ausdehnen lässt, geschieht das Einatmen nun ganz mühelos. Das Zwerchfell, der wichtigste Atemmuskel, wird nach unten gezogen und die Luft strömt in die Lunge. Das stärkt die Lungen sowie das Zwerchfell und vermehrt die aufgenommene Menge an Sauerstoff.

Stelle dir vor, dass sich mit jedem Atemzug Wärme und goldenes Licht in deiner Körpermitte ausbreitet.

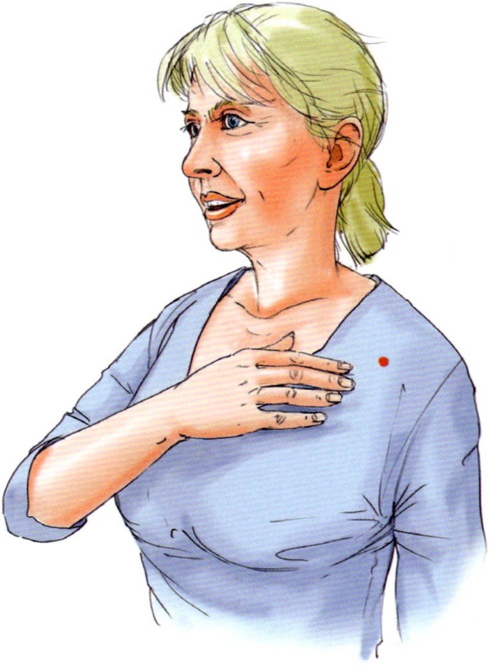

»Palast der Mitte« Akupressurpunkt Lunge 1

Lunge 1 liegt einen Daumenbreit unter dem äußeren Ende des Schlüsselbeins. Wenn du eine Hand unter die gegenüberliegende Achselhöhle legst und den Daumen nach oben abgespreizt, trifft seine Spitze genau auf den Punkt.

Reibe die ganze Zone mit den Fingerspitzen und halte anschließend den Punkt für eine Weile.

Wenn durch angespannte, hochgezogene oder nach vorn geneigte Schultern der Energiefluss in diesem Bereich beeinträchtigt ist, kreise und lockere zunächst die Schultern, um dadurch wieder Raum für die Atmung zu schaffen.

- **Wirkung**

befreit die Atemwege; vergrößert den Atemraum; erleichtert die Atmung in die Lungenspitzen; entspannt die Brust und das Zwerchfell; gibt Kraft, Lebensmut und Zuversicht; stärkt das Vertrauen in die Zukunft; wichtigster Punkt für das Loslassen: hilft Altes loszulassen und ermöglicht dadurch Neues aufzunehmen

ist hilfreich bei Energiemangel, Erschöpfung, Atembeschwerden und Allergien

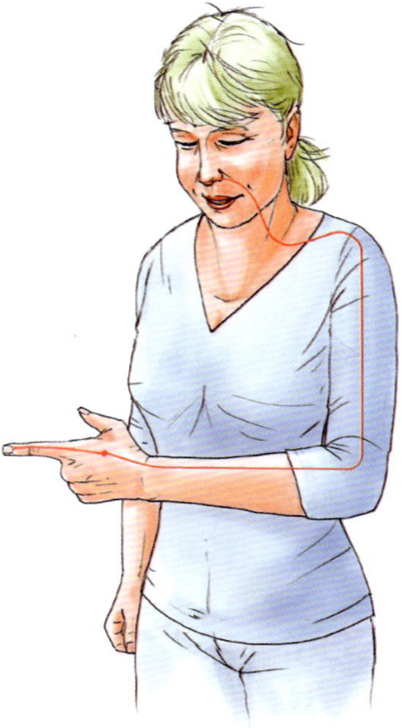

Der Dickdarm und der Dickdarmmeridian

Der Dickdarmmeridian verläuft vom daumenseitigen Nagelwinkel des Zeigefingers in einer geraden Linie über den Zeigefinger und die Mittelhand, weiter über die Kante des Speichenknochens zur Ellenbeuge. Von hier fließt er entlang der Oberarmaußenseite zur Schulter und über die Seite des Halses. Er überquert den Unterkiefer und die Wange und endet seitlich neben dem Nasenflügel. Stelle dir den Verlauf des Meridians als ein strahlend-weißes Energieband vor.

Der Dickdarm übernimmt als »Abfallsammler« die Nahrungsreste vom Dünndarm, entzieht ihnen einen Großteil der Flüssigkeit, die dem Körper wieder zugeführt wird, befördert die Rückstände zum Enddarm und scheidet sie aus. Er unterscheidet also als letzte Instanz zwischen Verwertbarem und Unbrauchbarem bzw. Schädlichem und befähigt zum Loslassen.

Im Verständnis der Chinesischen Medizin macht der Dickdarm dies auch auf der geistig-mentalen Ebene und unterstützt hier das Loslassen von alten Gedankenmustern. So wird der Blick für das Wesentliche geschärft.

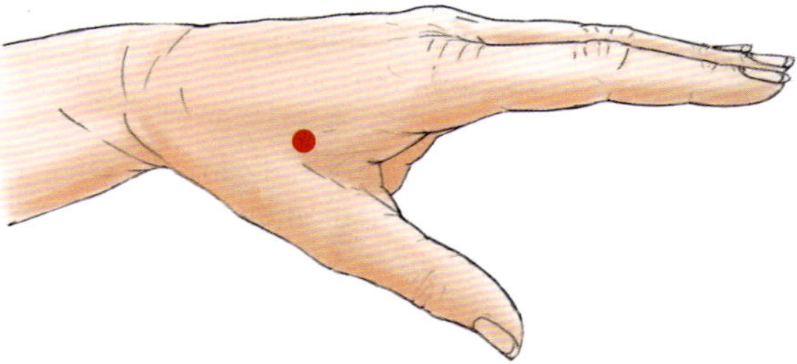

»Der große Ausscheider«
Akupressurpunkt Dickdarm 4

Dickdarm 4 liegt auf dem Handrücken im »Tigermaul«. Diese Öffnung entsteht, wenn Daumen und Zeigefinger gespreizt sind. Knete hier den ganzen Muskel mit Daumen und Zeigefinger der anderen Hand gut durch.

Eine weitere gute Möglichkeit, den Punkt zu stimulieren, ist folgende: Stehe aufrecht, die Füße hüftbreit auseinander. Dann beuge dich leicht nach vorne und lege die Hände mit den Handflächen nach oben in die Kniekehlen. Die Daumen sind abgespreizt und liegen außerhalb der Knie. Gehe in die Hocke, sodass durch dein Gewicht die ganze Zone um Dickdarm 4 kräftig stimuliert wird. Verweile einige tiefe Atemzüge lang in dieser Position. Du kannst dabei sanft auf und ab wippen. Diese Variante ist sehr hilfreich bei akuter Vorstopfung.

- **Wirkung**

fördert geistige Klarheit und entspannt; unterstützt die Ausscheidung; ist hilfreich bei körperlicher und »mental-geistiger« Verstopfung; kann Kopf- und Zahnschmerzen lindern

Nicht während der Schwangerschaft anwenden!

Eine gesunde Lungenenergie zeigt sich in

einem vollen und tiefen Atem
einem ruhigen und gleichmäßigen Atemrhythmus
durchgängigen Atemwegen, einer freien Nase und durchlässigen Nebenhöhlen
einer kraftvollen Vitalität
einem guten Instinkt und einem raschen Reaktionsvermögen bei Gefahren

Körperliche Symptome bei Ungleichgewicht

schwache Abwehrenergie, Gesichtsblässe
Neigung zu Erkältungskrankheiten, Husten
Bronchitis, Asthma, Engegefühl in der Brust
trockene Haut, Ekzeme, allergische Erkrankungen

Seelische Symptome bei Ungleichgewicht

emotional distanziert, isoliert
kann nicht loslassen
andauernde Traurigkeit, niedergeschlagen
pessimistisch, kein Vertrauen in die Zukunft
geschwächter Lebensinstinkt

Eine gesunde Dickdarmenergie zeigt sich in

einem regelmäßigen, leichtgängigen Stuhlgang
der Bereitschaft, Begonnenes zu Ende zu bringen und dafür diszipliniert zu arbeiten
der Fähigkeit, das Wesentliche zu erkennen, und dem Mut, Unwesentliches hinter sich zu lassen

Körperliche Symptome bei Ungleichgewicht

Darmverstopfung
verstopfte Nase und Nasennebenhöhlen
trockene Schleimhäute der Atemwege und des Verdauungstraktes
unreine Haut, Pickel, Akne

Seelische Symptome bei Ungleichgewicht

geistig-mentale Verstopfung: Festhalten von alten Gedanken- und Verhaltensmustern
Schwierigkeiten, Abschied zu nehmen und loszulassen
unklares und starres Verhalten
fehlendes Gespür für Wesentliches

»Die sieben Atemöffner«

Stehe aufrecht in hüftbreitem Stand. Mit dem Einatmen bewege deine Arme nach oben, nach vorne oder zur Seite, da diese Bewegungen den Brustkorb natürlicherweise ausdehnen. Mit dem Ausatmen bringe deine Arme zurück in die Ausgangsposition. Deine Bewegungen sind ruhig und fließend.

Als zusätzliche Möglichkeit, die Lungenenergie anzuregen, mache mit jedem Ausatmen den heilenden Laut »SSS«, und stelle dir dabei weißes Licht vor, wie frisch gefallener Schnee.

Wiederhole jede Atemöffner-Übung dreimal. Nach Abschluss der ganzen Sequenz schließe für einen Moment die Augen und spüre nach innen.

• Wirkung

Diese einfache, wirkungsvolle Übungsreihe vergrößert den Atemraum und das Lungenvolumen und vermehrt die Aufnahme der Lebensenergie Qi. Die Atmung wird ruhiger, gleichmäßiger und tiefer.

Die sieben Atemöffner fördern den Energiefluss im Körper. Sie gleichen aus und beruhigen den Geist, lösen Spannung im Brustbereich, verbessern die Beweglichkeit der Schulterblätter, kräftigen und beleben den ganzen Organismus, unterstützen den Kreislauf und fördern eine aufrechte Körperhaltung.

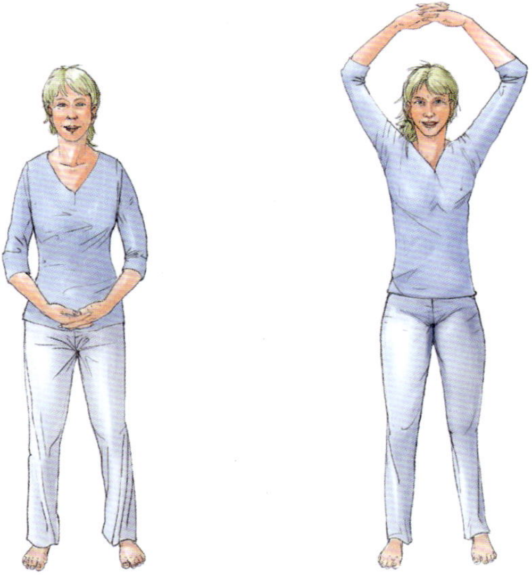

Zum Himmel öffnen

Falte die Hände auf Höhe deines Unterbauchs. Mit dem Einatmen führe sie langsam in einem Bogen aufwärts über den Kopf. Strecke dich dabei, sodass du dich in deiner ganzen Länge öffnest. Mit dem Ausatmen bringe sie zurück in die Ausgangsposition.

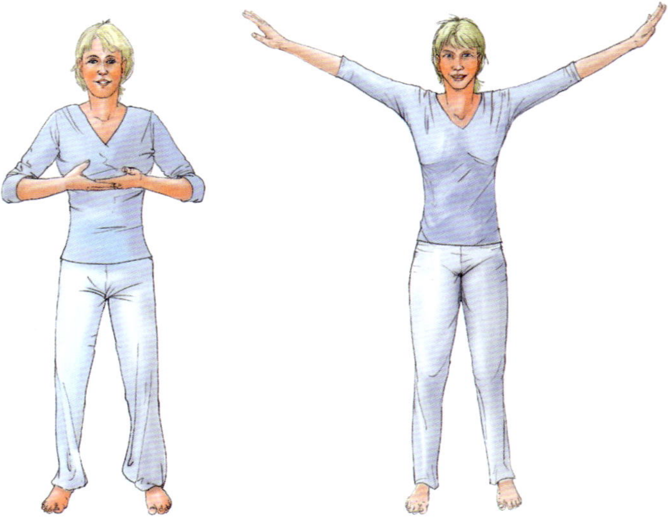

In die Weite atmen

Bringe mit dem Einatmen die geöffneten Hände nach oben über den Kopf. Drehe nun die Handflächen nach außen und führe die Arme mit dem Ausatmen in einem Bogen zurück nach unten.

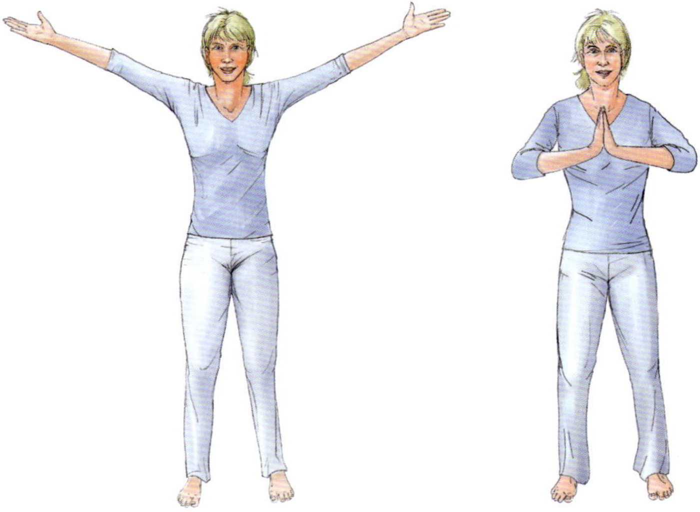

Die Energie einsammeln

Führe die Arme beim Einatmen seitlich in einem Bogen nach oben über den Kopf. Lege hier die Hände zusammen und bringe sie entlang der Körpermitte nach unten.

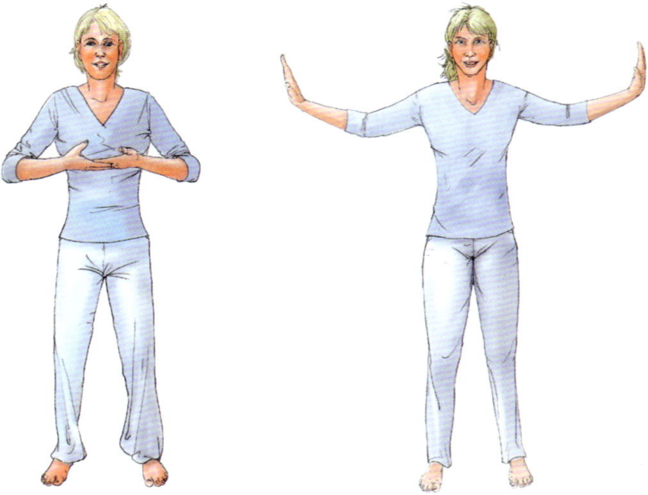

Raum schaffen

Hebe mit dem Einatmen die geöffneten Hände nach oben bis auf Schulterhöhe. Mit dem Ausatmen wende die Handflächen nach außen und drücke sie gegen imaginäre Wände zu den Seiten, bis die Arme gesteckt sind. Entspanne die Hände und bringe die Arme zurück nach unten.

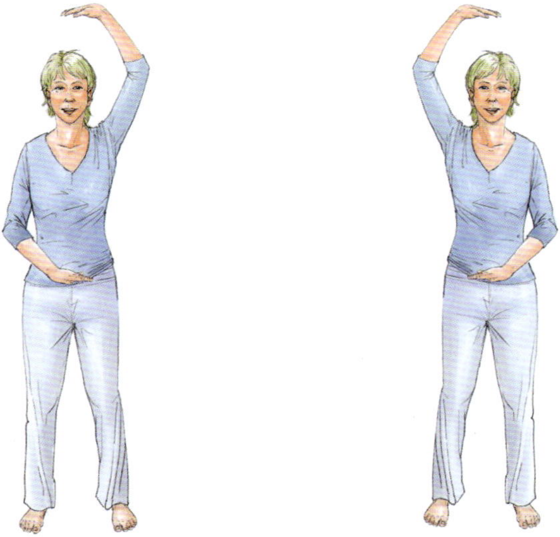

Himmel und Erde verbinden

Bewege mit dem Einatmen den rechten Arm nach oben – die Handfläche weist zur Decke – bis er über deinem Kopf ausgestreckt ist und »den Himmel stützt«. Die linke Handfläche führe gleichzeitig nach unten, sie weist zur Erde. Mit dem Ausatmen bringe den rechten Arm in einem Bogen über die Seite nach unten. Wiederhole dies auf der anderen Seite.

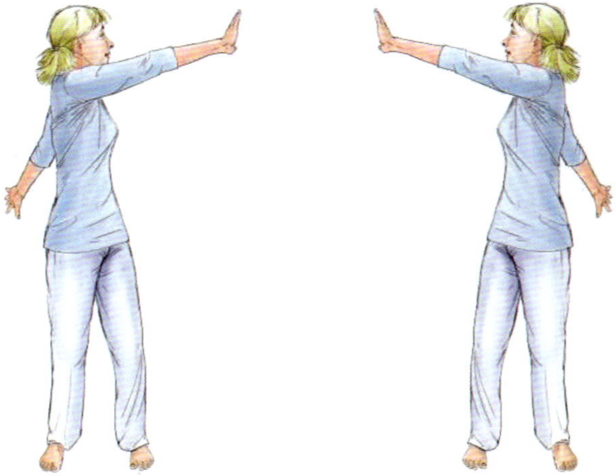

Zu den Seiten öffnen

Mit dem Einatmen drehe Oberkörper und Kopf nach links, strecke dabei den linken Arm nach unten aus und den rechten diagonal nach links oben. Mit dem Ausatmen komme zurück in die Ausgangsposition. Wiederhole diese Dehnung zur anderen Seite.

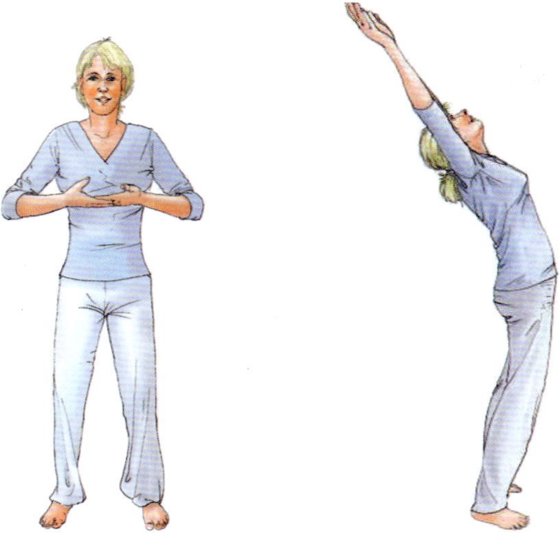

Die ganze Welt umarmen

Bringe deine Arme mit dem Einatmen nach oben über den Kopf und beuge dich leicht nach hinten. Öffne die Arme weit, als wolltest du die Welt umarmen. Mache beim Ausatmen den Laut »Aah« und führe die Arme in die Ausgangsposition zurück. Verweile für einen Moment mit geschlossenen Augen und spüre nach innen.

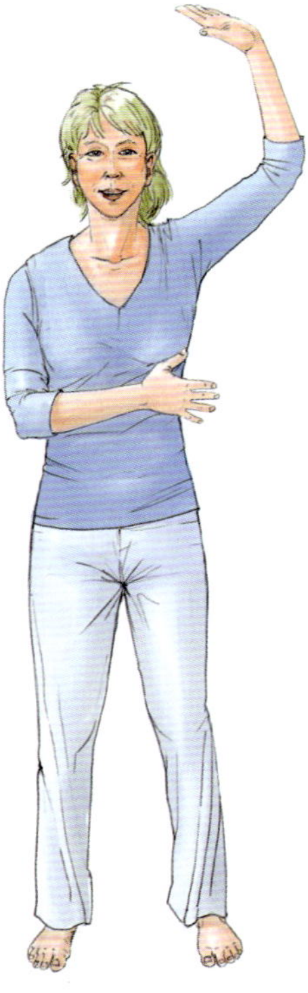

»Die Lunge durchlüften« Atmung zur Reinigung

Stehe aufrecht in hüftbreitem Stand. Richte deine Aufmerksamkeit auf deinen Atem, der durch die Nase ein- und ausströmt.

Mit einem tiefen Atemzug hebe den rechten Arm. Halte die Luft an und klopfe dabei deinen Brustkorb von oben nach unten und an der Seite mit der flachen Hand ab, als würdest du mit einem Teppichklopfer den Staub abklopfen. Dann atme kraftvoll aus, senke den Arm ab und mache dabei den heilenden Laut »SSS«, als wärest du eine zischende Schlange. Mit dem Einatmen stelle dir vor, dass eine strahlend-weiße Energie in deinen Körper strömt.

Wiederhole das einige Male auf beiden Seiten, anschließend nimm dir etwas Zeit, um zu entspannen und nachzuspüren.

- **Wirkung**

bewegt die Energie in den Lungen und durchlüftet sie; wirkt reinigend und befreiend; öffnet und dehnt die Flanken und bringt Weite in den Brustraum; vitalisiert; belebt den Energiefluss; hilft schädigende Einflüsse loszulassen; bringt verbrauchte Energie nach außen; scheidet Hitze und Gifte aus; auch Melancholie und festgehaltene Traurigkeit können sich dadurch aus den Zellen lösen

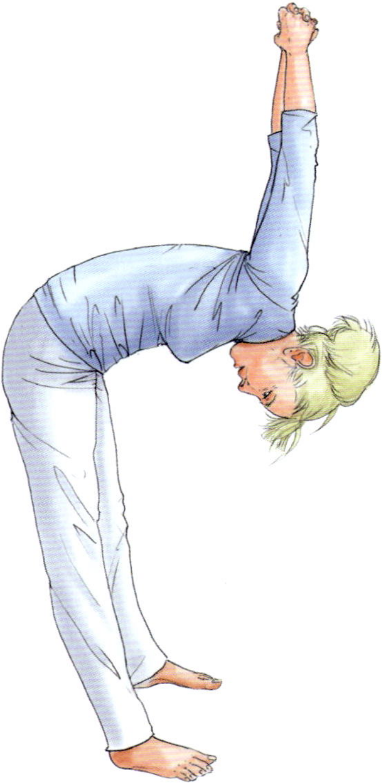

Meridiandehnung

Stehe aufrecht, die Füße hüftbreit oder weiter auseinander. Falte die Hände hinter deinem Rücken oder verhake deine Daumen, atme tief ein und ziehe dabei die Schultern nach hinten und die Arme nach unten, um die Brust zu weiten.

Mit dem Ausatmen beuge dich nach vorn. Lasse den Kopf nach unten hängen und bringe die Arme so weit wie möglich vom Körper weg nach oben in Richtung Zimmerdecke. Verweile für 10–12 tiefe Atemzüge in dieser Position, atme dabei tief und entspannt. Versuche mit jedem Ausatmen noch ein wenig mehr nachzugeben, um die Dehnung zu vertiefen.

Dann löse deine Hände voneinander und lass die Arme herunterfallen. Richte dich langsam wieder auf, rolle dich mit weichen Knien vom Kreuzbein her Wirbel für Wirbel auf. Hebe den Kopf erst am Schluss.

- **Wirkung**

regt den Energiefluss im Lungen- und Dickdarmmeridian an; löst Verspannungen im oberen Rücken; öffnet den Raum zwischen den Schulterblättern; entspannt die Schultern und dehnt die Muskeln der Arme

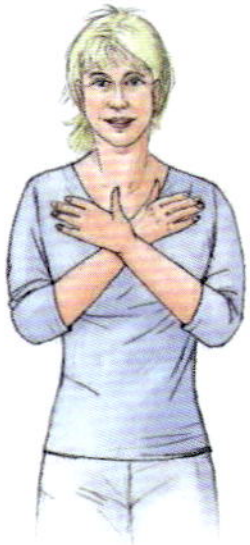

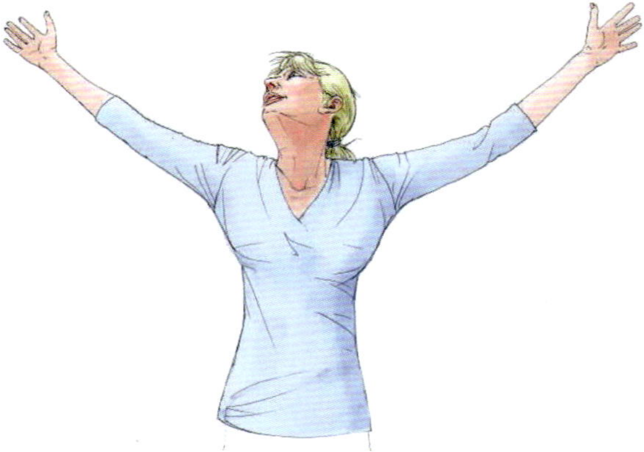

Sich öffnen und nach hinten schauen

Stehe aufrecht und kreuze die Arme vor der Brust. Nimm einen tiefen Atemzug und breite die Arme wie große Flügel zu den Seiten aus, etwa in einem Winkel von 45 Grad. Spreize dabei die Finger, drehe den Kopf nach rechts, ziehe den Brustkorb hoch und schaue so weit wie möglich über deine rechte Schulter. Von den Armen bis zum Hals spürst du dabei eine Dehnung, im Brustkorb ein Sichweiten und Öffnen.

Mit dem Ausatmen komme zurück in die Ausgangsposition. Mit dem nächsten Atemzug wiederhole die Bewegung, nun mit dem Kopf zur linken Seite, und dann noch zwei Mal zu jeder Seite.

- **Wirkung**

weitet den Brustkorb; vertieft die Atmung; öffnet und dehnt den oberen Rücken, besonders den Bereich zwischen den Schulterblättern; dehnt die Halsmuskulatur und lindert so Nackenverspannungen

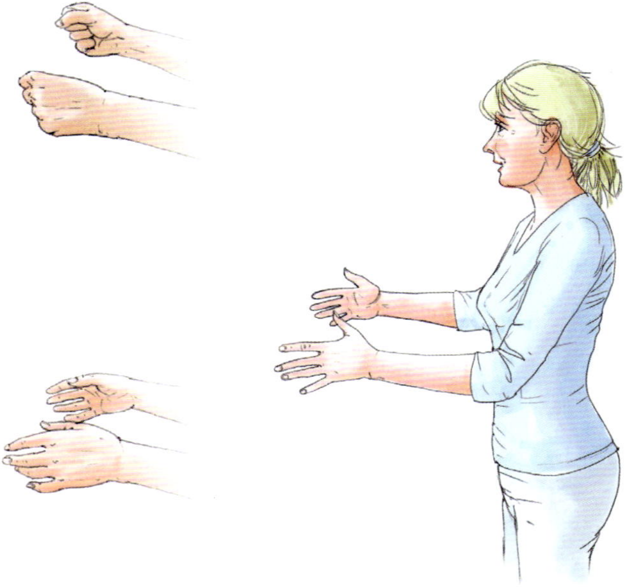

Die Arme energetisieren

Stehe aufrecht und lasse die Arme entspannt nach unten hängen.

Nun spreize die Finger so weit wie möglich auseinander, dann entspanne die Hände und balle sie anschließend zu festen Fäusten, entspanne sie wieder, und beginne die Abfolge von Neuem. Halte jede Position für einen Moment.

Wiederhole diese Sequenz einige Male, und übe sie dann in folgenden Positionen der Arme:

- die Arme zu den Seiten ausgestreckt, die Handflächen zeigen nach vorn
- die Arme nach oben ausgestreckt, die Handflächen zueinander gewandt
- die Arme nach vorne angewinkelt, die Handflächen zueinander gewandt

Lege zum Abschluss beide Hände auf deinen Unterbauch, sodass die Wärme und Energie, die sich in deinen Händen gesammelt hat, auf deine Mitte übertragen wird.

• **Wirkung**

belebt und kräftigt die Arme; macht die Hände warm; fördert den Energiefluss in den Armmeridianen

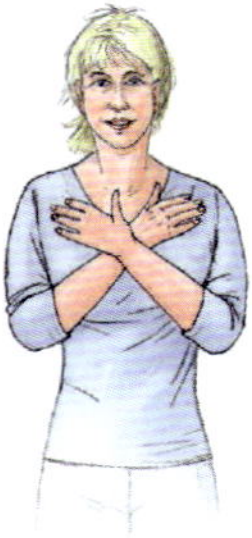
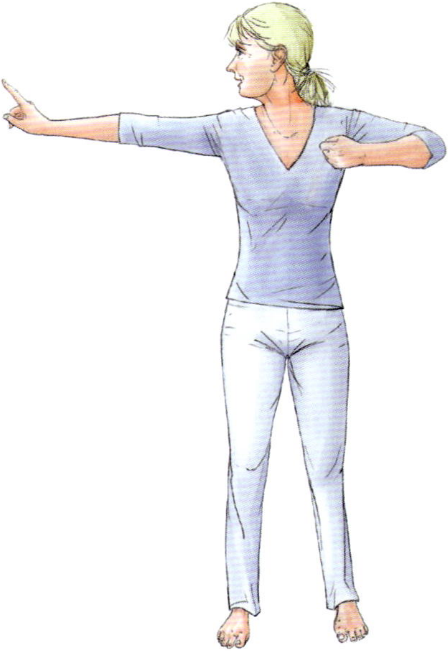

»Den Bogen spannen«

Stehe aufrecht, die Füße hüftweit oder weiter auseinander, und kreuze die Hände vor der Brust.

Atme tief ein und spanne mit der linken Hand den Bogen: Beuge den Arm in Schulterhöhe an und balle eine Faust um die Bogensehne. Den rechten Arm strecke zur Seite mit nach oben gerichtetem Zeigefinger aus. Dein Blick folgt dem ausgestreckten Arm über die Spitze des Zeigefingers in die Richtung, in die du den Pfeil ausrichtest. Achte darauf, dass deine Schultern bei der Übung locker bleiben.

In dieser Position halte die Spannung für eine Weile, dein Atem fließt ruhig weiter. Dann lasse mit einem Ausatmen los und öffne alle Finger blitzartig, als würdest du die Sehne loslassen und den Pfeil abschießen. Entspanne beide Hände und bringe sie gekreuzt wieder vor die Brust.

Wiederhole die Sequenz auf der anderen Seite und mache diese Übung mindestens dreimal auf jeder Seite.

- **Wirkung**

dehnt den Dickdarmmeridian; öffnet den Brustkorb; vergrößert das Lungenvolumen; fördert die Beweglichkeit der Schulterblätter; regt die Abwehrenergie an; schenkt innere Ruhe

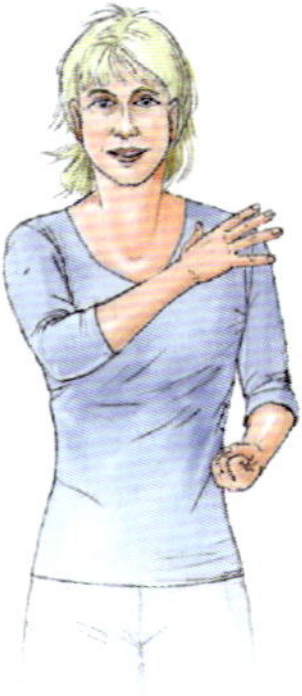
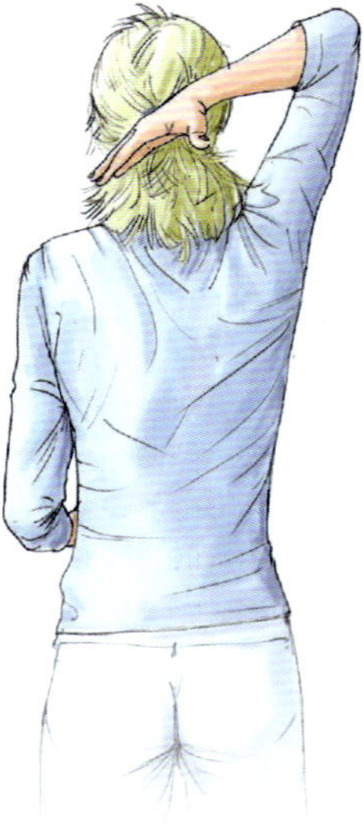

Kreisbahn um den Nacken

Stehe aufrecht, die Beine hüftbreit und bringe deine losen Fäuste zu den Hüften. Mit dem Einatmen bewege deine rechte Hand geöffnet aufwärts zur linken Schulter und weiter in Richtung Ohr.

Nun hebe den Ellenbogen an und streiche mit der Hand den Nacken entlang bis zur anderen Seite. Hier balle die Hand zur Faust, als wolltest du die Spannungen des Nackens greifen. Dann bringe den Arm vor dir nach unten. Während du die Hand dabei öffnest, atme tief aus und mache den heilenden Laut »SSS«, um alle Anspannung loszulassen.

Bringe die lose Faust zurück in die Ausgangsposition, wiederhole dies auf der anderen Seite und im Wechsel noch zweimal zu jeder Seite.

Dein Blick folgt jedesmal der Bewegung deiner Hand.

- **Wirkung**

öffnet den Brustkorb und die Flanken; vertieft die Atmung; lockert das Schultergelenk; öffnet den Raum zwischen den Schulterblättern; löst Verspannungen im Nacken

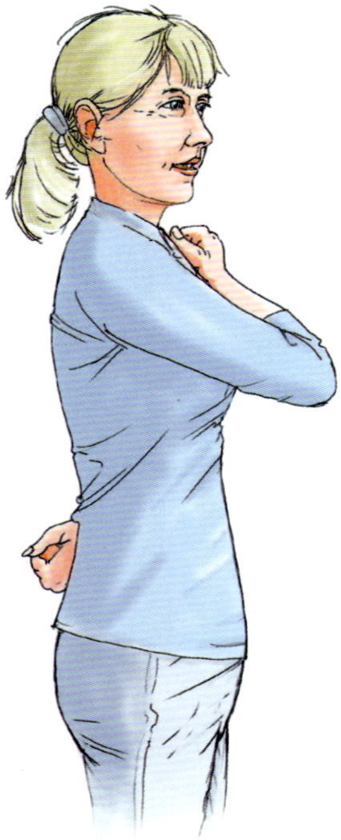

»Hubschrauber«
Die Arme um den Körper schwingen

Stehe aufrecht und lasse die Arme entspannt nach unten hängen. Richte deine Aufmerksamkeit auf deine Wirbelsäule, die vertikale Achse zwischen Himmel und Erde. Beginne nun mit einer Drehbewegung: schwinge den Oberkörper um die eigene Achse hin und her, erst sanft, dann etwas schwungvoller. Kopf und Hüfte folgen dieser Drehbewegung, die Arme schwingen locker mit. Atme zur rechten Seite schwingend ein und zur linken Seite schwingend aus, in einem gleichmäßigen Rhythmus.

Nach einer Weile lenke deine schwingenden Hände gezielt auf folgende Bereiche: Vorne klopfen sie auf Lunge 1, hinten auf den unteren Rücken oberhalb des Beckenkamms, wo der Meisterpunkt des Dickdarms liegt.

Nach 1–2 Minuten lasse deine Bewegung langsam kleiner werden und komme dann zum Stillstand.

- **Wirkung**

vermehrt die Sauerstoffzufuhr; vertieft die Atmung; vergrößert die Kapazität und Elastizität der Lunge; verbessert die Durchblutung; fördert den Energiefluss in den Meridianen; lockert den ganzen Körper; verbessert die Beweglichkeit; mobilisiert die Wirbelsäule

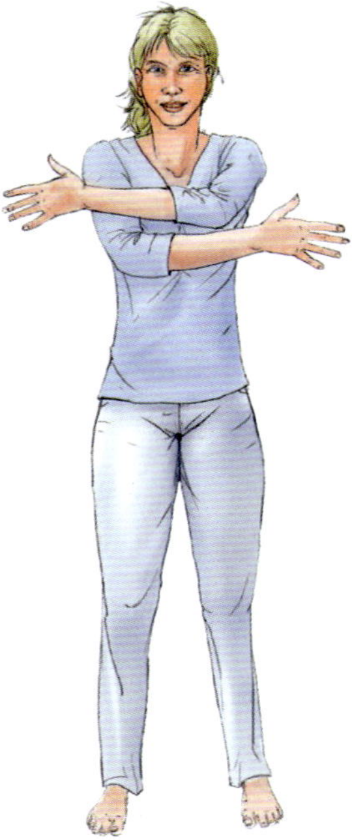

»Schwungrad«
Die Arme vor dem Körper schwingen

Schwinge die Arme vor deinem Körper überkreuzend hin und her. Mal schwingt der rechte Arm vor dem linken, dann hinter dem linken Arm und wechselnd so weiter. Nach jedem vierten Schwung lasse die Arme mit dem Einatmen hoch über den Kopf fliegen und mit dem Ausatmen zu den Seiten nach unten fallen. Dabei klopfen die Handflächen seitlich auf deine Oberschenkel.

Wiederhole diese Übung 8–16 Mal.

- **Wirkung**

löst Anspannung; unterstützt den Energiefluss; vertieft die Atmung; stimuliert den Lungenmeridian und stärkt die Lunge; öffnet den Brustkorb; entspannt die Schultern und lässt die Energie ungehindert in die Hände fließen; bringt die Energie in die Beine und Füße und erdet

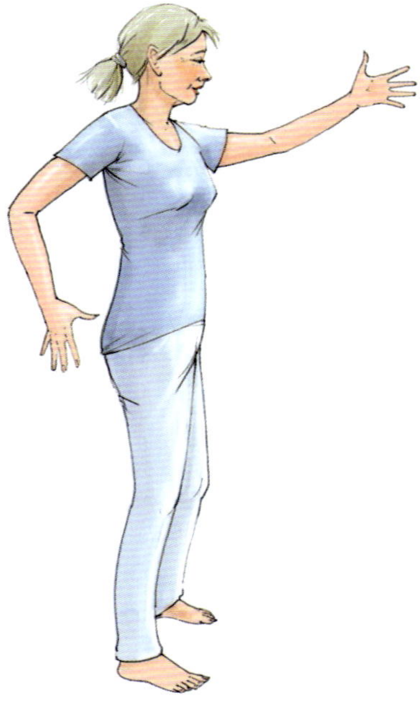

»Wagenräder« - Die Arme kreisen

Stehe aufrecht und lasse die Arme locker nach unten hängen.

Bewege die Arme nacheinander in einer Kreisbewegung neben dem Rumpf, wie zwei große Räder eines Heuwagens. Beginne mit dem rechten Arm, bringe ihn lang ausgestreckt, aber nicht durchgedrückt nach vorne und unten. Dann winkle den Arm an und setze den Kreis nach hinten und oben fort. Während sich dieser Arm abwärts bewegt, beginnt der andere Arm seinen Kreis. Halte deinen Körper beim Kreisen der Arme locker und flexibel. Die Hände sind geöffnet, die Finger wie Fächer gespreizt, so weit, dass du die Spannung in den Armen spürst.

Die Kreisbewegung ist ruhig und gleichmäßig. Nachdem du 8–16 mal die Arme in eine Richtung gekreist hast, halte einen Moment inne und ändere dann die Richtung, als würdest du rückwärts fahren. Dein Blick ist bei dieser Übung nach vorne gerichtet.

- **Wirkung**

öffnet besonders den oberen Brustbereich, die Zone um den Akupressurpunkt Lunge 1 und den oberen Rücken; stimuliert die Armmeridiane; lockert die Schultern; öffnet die Schulterblätter; vertieft die Atmung

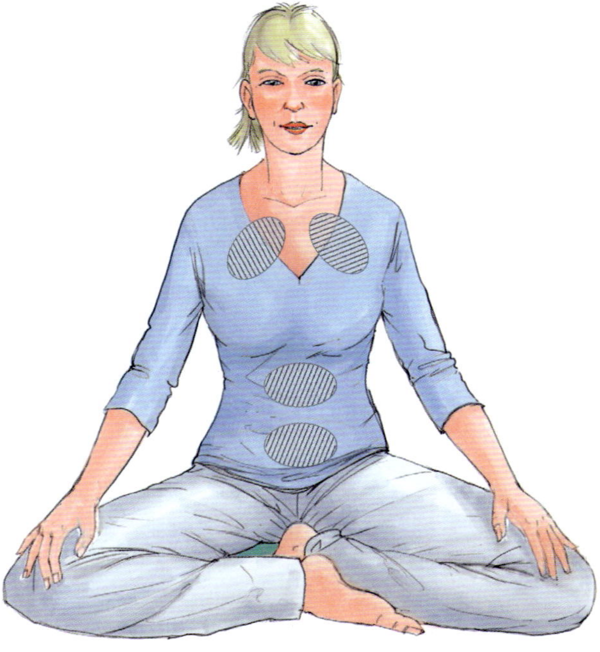

Den Atem beobachten – Die drei Atemräume

Stehe oder sitze aufrecht und richte deine Aufmerksamkeit auf deinen Atem. Nimm wahr, welche Bereiche des Körpers er berührt und bewegt.

Lege nun die Hände nebeneinander auf deinen Unterbauch. Schließe die Augen und atme ruhig durch die Nase. Spüre den Fluss des Atems unter deinen Händen.

Dann bringe deine Hände etwas höher auf die Rippenbögen, den unteren Teil deines Brustkorbs. Nimm auch hier die Atembewegung wahr.

Nach einer Weile lege deine Hände rechts und links auf den oberen Teil deines Brustkorbs, unterhalb der Schlüsselbeine. Achte darauf, dass deine Schultern dabei entspannt bleiben, und spüre auch hier den Atem.

Nun nimm die Hände zurück in deinen Schoß und beobachte, wie durch deinen Atem diese drei Bereiche miteinander verbunden werden. Nimm dir für diese Übung 5–10 Minuten Zeit.

- **Wirkung**

bringt Bewusstsein in deine Atmung; harmonisiert die drei Atemräume; wirkt ausgleichend auf Körper und Geist; schenkt Stille und Präsenz

Nirgun W. Loh und Sakina K. Sievers

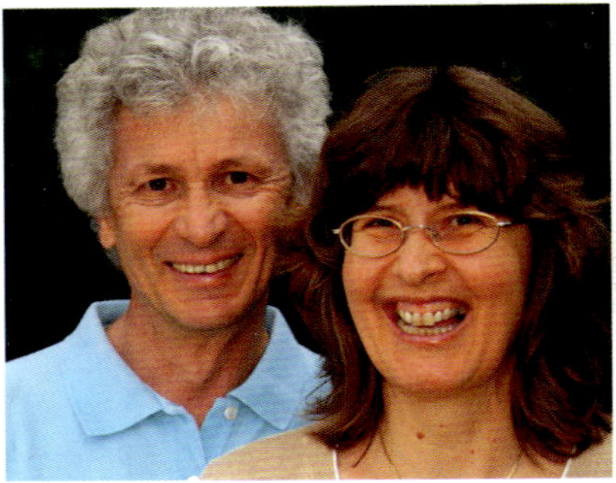

Die Bücher und Schaubilder der Autoren zu den Themen der taoistischen Fünf Elemente, Shiatsu, Akupressur und Do-In werden als Standardwerke in vielen körpertherapeutischen Fachausbildungen empfohlen. Leicht verständlich und anschaulich geschrieben, erfreuen sich ihre Bücher darüber hinaus immer größerer Beliebtheit bei interessierten Laien.

Gemeinsam leiten Sakina und Nirgun das ShenDo Institut und unterrichten Shiatsu und Akupressur. In ihrem wunderschönen Seminarhaus in Stellshagen nahe der Ostsee bieten sie Kurse für Gesundheit und Lebensfreude sowie Meditationsretreats an.

Nirgun W. Loh arbeitet seit vielen Jahren als Heilpraktiker im TAO Gesundheitszentrum im Gutshaus Stellshagen mit Schwerpunkt Shiatsu und Chinesische Medizin.

ShenDo Shiatsu Ausbildungen bundesweit

im Norden und Osten	www.shendo-shiatsu-institut.de
im Westen	www.shendo-shiatsu-west.de
im Süden	www.shendo-shiatsu-schule.de

Seminare für Gesundheit, Lebensfreude und Meditation

www.shendo-ostsee.de

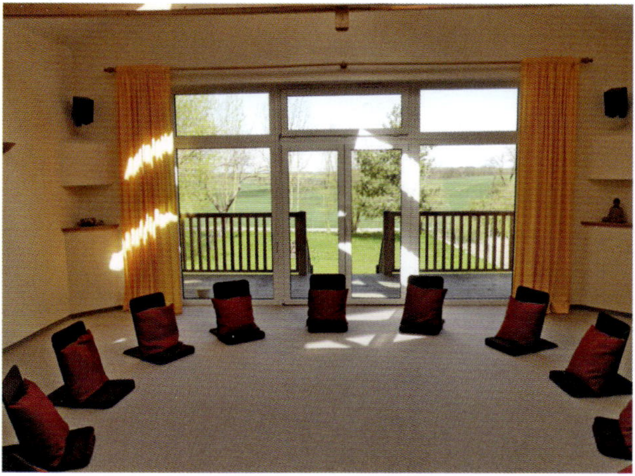

Das Metall-Element
Klarheit - Weite - Freiraum

Jahreszeit:	Herbst
Tageszeit:	Abend
Lebensabschnitt:	Reife/Alter
Klima:	Trockenheit
Farbe:	Weiß
Organe:	Lunge und Dickdarm
Sinnesorgan:	Nase
Sinnesfunktion:	Riechen
Stimmhafter Ausdruck:	Weinen
Gewebe:	Haut, Schleimhaut
Körperbereiche:	Schultern, Arme, oberer Rücken, oberer Brustkorb
Qualitäten:	Klarheit, innerer Abstand, Loslassenkönnen, Freiheit, Blick für das Wesentliche
Emotionen:	Traurigkeit durch Verlust, Melancholie, Kummer